BEI GRIN MACHT SICH IHR WISSEN BEZAHLT

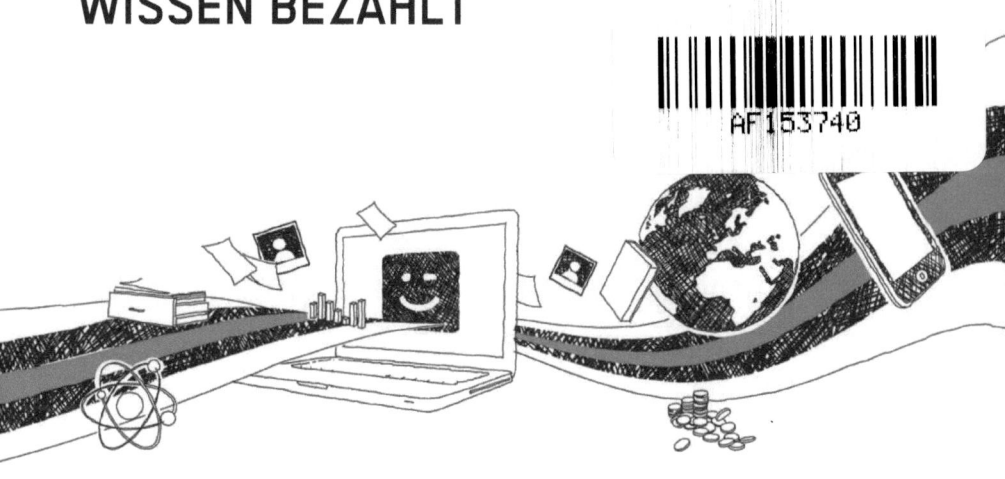

- Wir veröffentlichen Ihre Hausarbeit,
  Bachelor- und Masterarbeit

- Ihr eigenes eBook und Buch -
  weltweit in allen wichtigen Shops

- Verdienen Sie an jedem Verkauf

Jetzt bei www.GRIN.com hochladen und kostenlos publizieren

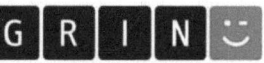

Innovative Versorgungsformen und E-Health im Gesundheitsmanagement

Der Innovations-Entscheidungsprozess und Kreativitätstechniken

GRIN ☺

Bibliografische Information der Deutschen Nationalbibliothek:

Die Deutsche Nationalbibliothek verzeichnet diese Publikation in der Deutschen Nationalbibliografie; detaillierte bibliografische Daten sind im Internet über http://dnb.d-nb.de abrufbar.

ISBN: 9783346314802
Dieses Buch ist auch als E-Book erhältlich.

© GRIN Publishing GmbH
Nymphenburger Straße 86
80636 München

Druck und Bindung: Books on Demand GmbH, Norderstedt Germany
Gedruckt auf säurefreiem Papier aus verantwortungsvollen Quellen

Das vorliegende Werk wurde sorgfältig erarbeitet. Dennoch übernehmen Autoren und Verlag für die Richtigkeit von Angaben, Hinweisen, Links und Ratschlägen sowie eventuelle Druckfehler keine Haftung.

Das Buch bei GRIN: https://www.grin.com/document/962760

Deutsche Hochschule für
Prävention und Gesundheitsmanagement
Hermann Neuberger Sportschule 3
66123 Saarbrücken

Einsendeaufgabe

Fachmodul: Gesundheitsmanagement III

Studiengang: Master Prävention und Gesundheitsmanagement

Datum
Präsenzphase: 21.09.2020 – 23.09.2020

Studienort: **München**

Semester: **2**

Inhaltsverzeichnis

1 Innovative Versorgungsformen

Der Wirtschaftsboom in Deutschland klang Anfang der 70er Jahre zunehmend ab. Politische Entscheidungen, sowie technische Fortschritte im Gesundheitswesen, führten zu Finanzierungsschwierigkeiten des Gesundheitssystems im Land. Dies machte Programme und Maßnahmen zur Kostendämpfung unausweichlich. Der demographische Wandel, sowie die Entwicklung in der Medizin führten und führen stetig zu Mehrkosten, so dass in den vergangenen Jahren ein großer Fokus auf Kosteneinsparungen seitens der Politik gelegt wurde.

Aufgrund des komplexen Versorgungssystems, sowie der Trennung der Sektoren wurden in den letzten Jahren zunehmend innovative Versorgungsformen im Gesundheitswesen entwickelt. Die neuen Versorgungsformen sollen die sektorale Trennung minimieren und die Abläufe effizienter gestalten. Im Folgenden werden die Gründe für eine Einführung detaillierter erläutert, sowie die Ziele dieser Formen betrachtet.

1.1 Übergeordneter Zweck der innovativen Versorgungsformen

Der übergeordnete Zweck ergibt sich aus den Schwierigkeiten des deutschen Gesundheitssystems. Die hohe Qualität, sowie die umfassende Versorgung der Bürger/innen durch das System verursachen zunehmend hohe Kosten.

In der aktuellen Zeit gibt es in Deutschland eine alternde Gesellschaft, bedingt durch die niedrige Geburtenrate. Zusätzlich führt der demographische Wandel zu einem veränderten Morbiditätsspektrum. Die Entwicklung geht dahin, dass zunehmend chronische Erkrankungen (Dietrich, 2020), sowie Multimorbidität, festgestellt werden. Aus diesen Aspekten resultiert, dass die Inanspruchnahme des Gesundheitssystems, sowie insbesondere der Pflegeleistungen, sowie der hausärztlichen Leistungen stark steigen werden. Die zu erwartenden Mehrkosten führen zu einer finanziellen Belastung des Gesundheitssystems.

Durch die Entwicklung kann die aktuell durchgeführte Regelversorgung nicht mehr geleistet werden. Hieraus leitet sich der Zweck der innovativen Versorgungsformen ab – sie sollen die Kosten reduzieren und ein ökonomischeres Arbeiten ermöglichen.

1.2 Weitere relevante Entwicklungen für das Einsetzen innovativer Versorgungsformen

Über das bereits erwähnte Grundproblem gibt es eine Reihe weiterer Entwicklungen, die den Einsatz innovativer Versorgungsformen notwendig machen. Zum einen kann neben dem demographischen Wandel das stetige Voranschreiten der medizinisch-technischen Entwicklung beobachtet werden, was dazu führt, dass die Fachrichtungen immer weiter ausdifferenziert werden. In der aktuellen Regelversorgung gibt es eine starke sektorale Trennung. Die Fragmentierung der Versorgung wird durch die zunehmende Ausdifferenzierung und Komplexität des Systems begünstigt. Sektorengrenzen zwischen den einzelnen Bereichen, sowie den Fachrichtungen, führen zu hohen Kosten. Diese sollen durch innovative Versorgungsformen reduziert werden.

Zum anderen kann das Verständnis von Gesundheitsversorgung als eine weitere relevante Entwicklung gesehen werden. Wurde in früheren Zeiten der Fokus lediglich auf die Behandlung gelegt, so wird nun eine umfängliche Versorgung erwartet. Diese umfasst neben der eigentlichen Behandlung auch die präventiven Maßnahmen, sowie Nachsorge-, Reha- oder Pflegeleistungen. Dies erfordert mehr finanzielle Ressourcen und stellt das System ebenfalls vor die Herausforderung, die Sektorengrenzen so gering wie möglich zu halten.

Zusammenfassend kann gesagt werden, dass durch innovative Versorgungsformen die Schwachpunkte der Regelversorgung behoben werden sollen. Es sollen neue Strukturen geschaffen werden, die die Versorgung effizienter gestalten und weitere Kostenanstiege vermeiden. (Ehlers & Rybak, 2011)

Wie innovative Versorgungsformen aussehen können, wird im Folgenden betrachtet.

1.3 SGB V – innovative Versorgung & Praxisbeispiel

Das SGB V umfasst alle Regelungen und Bestimmungen der gesetzlichen Krankenversicherung (Becker & Kingreen, 2020).

Auch umfasst es Regelungen zur Finanzierung, sowie den Leistungen des Gesundheitssystems.

Innovative Versorgungsansätze bieten unter anderem die Möglichkeit, eigene Verträge zwischen Leistungserbringer und des Leistungsfinanziers zu gestalten. Die Kollektivverträge der kassenärztlichen Vereinigungen können damit umgangen werden, um eigene Gesundheitsleistungen anzubieten.

Aufgrund der Finanzierungsproblematik wurden in den vergangenen Jahren, abweichend von der Regelversorgung, die Möglichkeit für neue Versorgungskonzepte beschlossen und im SGB V verankert.

Wie durch Amelung et al. (2011) beschrieben, können durch diese Möglichkeit sowohl neue Versorgungskonzepte, als auch neue Finanzierungs- und Organisationskonzepte umgesetzt werden. Auch gibt es weitergehende Möglichkeiten in der Ausgestaltung der Verträge mit Leistungserbringern. Diese dienen dazu, neue Ansätze zu entwickeln, um ökonomischer und wirtschaftlicher zu Handeln und dabei die erbrachte Leistung zu optimieren, indem die Sektoren zusammengebracht werden und die Grenzen wegfallen.

Bei diesen Formen der innovativen Versorgungsansätze gibt es zwei Sichtweisen, nach denen gehandelt werden kann – die Versorgungsbezogene, sowie die Unternehmensbezogene (Braun et al., 2009).

Im SGB V werden folgende vorgeschriebene Formen der innovativen Handlungsformen näher erläutert. Diese sind einmal die „**besonderen Versorgung**" (§140a SGB V) – diese umfasst die „Integrierte Versorgung", „die Strukturverträge", sowie die „besondere ambulante ärztliche Versorgung". Darüber hinaus gibt es die „**Modellvorhaben**" (§§63-65 SGB V), die „**Hausarztverträge**" (§73b SGB V), sowie die „**medizinischen Versorgungszentren**" (§95 SGB V).

Die **besondere Versorgung** soll eine sektorenübergreifende Versorgung möglich machen und ermöglicht unter anderem Einzelverträge statt Kollektivverträgen.

Modellvorhaben sind Vorläufer der integrierten Versorgung. Im Rahmen dieser können zeitlich befristete Projekte zum Beispiel durch Krankenkassen oder Verbänden umgesetzt werden, die die aktuellen Formen der Finanzierungs-, Organisations- oder Vergütungsformen weiterentwickeln sollen. Sie sind also ein Art Pilotprojekt und müssen anschließend wissenschaftlich durch Experten evaluiert werden.

Hausarztverträge sollen zur Stärkung und Verbesserung der hausarztzentrierten Versorgung dienen. Qualifizierte Ärzte werden gestärkt und ihnen wird eine Lotsenfunktion zugesprochen. Die Krankenkasse richtet die Vergütung dabei direkt an den Hausarzt. Dabei gehen die Anforderungen der Verträge über die der Kollektivverträge hinaus. Die Versicherten verpflichten sich hierbei, zuerst den teilnehmenden Hausarzt aufzusuchen, der im Vertrag der Krankenkasse vereinbart ist. Den Versicherten soll so eine weitere Möglichkeit und Unterstützung gegeben werden, den richtigen Facharzt zu finden.

In **medizinischen Versorgungszentren** arbeiten Ärzte aus unterschiedlichen Fachrichtungen zusammen. Hierbei müssen mindestens zwei Fachrichtungen im Versorgungszentrum angesiedelt sein. Die Sektorengrenzen sollen minimiert werden und eine schnellere Versorgung gewährleistet werden können. Die fachübergreifende und interdisziplinäre Versorgung soll hierdurch verbessert werden. Es sind Kollektivverträge vorgesehen, Abweichungen durch Direktverträge sind aber auch denkbar.

Es kann festgestellt werden, dass die verschiedenen Handlungsformen sich bezüglich der rechtlichen Grundlage, den möglichen Vertragsformen, sowie der Fähigkeit zur Sektorenüberwindung unterscheiden. Auch sind einige Angebote freiwillig, während andere zeitlich begrenzt sind und anschließend evaluiert werden.

Durch die innovativen Versorgungsformen wurden Rahmenbedingungen geschaffen, um neue Strukturen umzusetzen und das Gesundheitssystem effizienter und leistungsfähiger zu gestalten.

Praxisbeispiel Ärztezentrum Büsum gGmbH

Im Folgenden schauen wir uns das Beispiel des **Ärztezentrum Büsum gGmbH** als innovatives Versorgungsmodell an. Dieses ist deutschlandweit die erste Gemeindepraxis, die ins Leben gerufen wurde.

Das Ausgangsproblem in Büsum, welches dazu führte, dass ein Ärztezentrum entstand, bestand darin, dass im Jahr 2013 lediglich fünf Hausärzte im Ort niedergelassen waren – der Altersdurchschnitt der behandelnden Ärzte lag bei 64 Jahren. Da sich keine Nachfolger für die Praxen fanden, sollte durch ein attraktiveres Arbeitsumfeld im Rahmen des innovativen Modells neuer Nachwuchs gewonnen werden und so die zukünftige Versorgung sichergestellt werden. Zudem sollte eine Unterversorgung der Region vermieden werden. Für die Sicherstellung der Versorgungsdichte ist die kassenärztliche Vereinigung zuständig und wurde in diesem Rahmen ebenfalls für die Umsetzung des Modells gewonnen.

Ein weiterer wichtiger Faktor in der Region bestand auch in der ganzheitlichen Versorgung der Patienten. Fast die Hälfte der Bevölkerung war zu diesem Zeitpunkt über 60 Jahre alt, was eine hohe Inanspruchnahme des Systems vermuten lässt, sowie eine hohe Anzahl von Patienten mit Multimorbidität.

Für die Umsetzung erwarb die Gemeinde im Rahmen des Projekts die Immobilie, in der das Ärztezentrum entstehen sollte. Gleichzeitig sprang die Gemeinde auch als Träger des Zentrums ein und gründete eine gGmbH. Als Betreiber fand sich die Ärztegenossenschaft Nord eG (Ärztezentrum Büsum, 2020).

Investitionen in Höhe von 1,6 Millionen Euro wurden durch die Gemeinde übernommen, zusätzlich beteiligte sich die kassenärztliche Vereinigung mit 300.000€ aus dem Sicherstellungsfond an dem Projekt.

Die Investitionen der Gemeinde werden durch die Mieteinnahmen der Ärztegenossenschaft refinanziert. (Innovative Gesundheitsmodelle, 2019)

Die durch die dort niedergelassenen Ärzte erbrachten Leistungen werden durch die gGmbH über Kollektivverträge mit den kassenärztlichen Vereinigungen abgerechnet. Arbeitsverträge, die mit der gGmbH geschlossen wurden, regeln die Vergütung der dort angestellten Ärzte.

Insgesamt arbeiten im Ärztezentrum „vier angestellte Ärzte, drei Weiterbildungsassistenten, sowie acht medizinische Fachangestellte" (innovative Gesundheitsmodelle, Johann Wolfgang Goethe-Universität Frankfurt am Main, 2019).

In der Zukunft ist es geplant, dass unter anderem Apotheken, Physiotherapeuten, Heilpraktiker als weitere Anbieter hinzukommen. Seit 2018 arbeitet das Ärztezentrum inzwischen kostendeckend.

Das Zentrum bekam eine Vielzahl von Bewerbungen auf die ausgeschriebenen Stellen als angestellter Arzt. Somit ist das Projekt ein gelungenes Beispiel, wie ein innovatives Modell das Versorgungsangebot einer ganzen Region auf eine neue Ebene heben kann und die Qualität der angebotenen Leistungen durch Kooperationen steigern kann.

1.4 Unsicherheiten bei der Einführung innovativer Versorgung

Das aufgezeigte Beispiel zeigt, dass neue Strukturen und das Einführen neuer Modelle durchaus erfolgsversprechend sein können. Dennoch gibt es eine Reihe von Unsicherheiten, die bei der Einführung von innovativen Versorgungsformen auftreten und zu Problemen führen können. Innovationen der Versorgungsformen finden in einem äußerst komplexen System statt. Neue, individuelle Lösungen sind stets mit einem großen Mehraufwand verbunden, teils können auch die langfristigen Auswirkungen noch nicht eingeschätzt werden.

Ein großes Problem könnte darin bestehen, dass die Krankenkassen, welche als Leistungsfinanzierer agieren, einen deutlich erhöhten Aufwand durch innovative Modelle haben. Es müssen neue Vergütungsmodelle entwickelt werden, oder individuelle Lösungen gefunden werden, was einen großen bürokratischen Aufwand zur Folge hat.

Des Weiteren könnte der Anreiz zur Entwicklung von innovativen Versorgungsformen fehlen. Die Akteure werden im Rahmen der Regelversorgung im aktuellen System gut vergütet. Somit besteht für die Leistungserbringer keinerlei Notwendigkeit, ein neues Modell zu entwickeln und umzusetzen.

Ebenfalls besteht ein großes Hindernis in der Unsicherheit des innovativen Modells. Ziel ist es, ökonomischer zu arbeiten und Sektorengrenzen zu überwinden. Da es aber häufig keine Datenlage gibt, können nur Vermutungen angeführt werden, ob die Arbeitsweise tatsächlich ökonomischer ist. Auch die Qualität der Leistungserbringung kann nur schwerlich evaluiert werden.

Das neue Versorgungsmodell kann somit erst nach Jahren in Bezug auf Qualität und Wirtschaftlichkeit beurteilt und bewertet werden. Somit ergibt sich eine große Unsicherheit bei der Etablierung.

Insgesamt könnte es sein, dass die Etablierung der innovativen Versorgungsform zu hohe Risiken birgt, als dass eine Umsetzung erfolgt.

Neben einer Vielzahl an Chancen, bestehen durchaus auch einige Unsicherheiten bei der Umsetzung eines neuen Modells. Diese ergeben sich vor allem daraus, dass es sich beim Gesundheitssystem um ein komplexes System handelt und eine vorherige Evaluation schwierig ist.

2   Innovations-Entscheidungs-Prozess

Im Folgenden soll näher darauf eingegangen werden, wie der Entscheidungsprozess für die Inanspruchnahme eines Nutzers einer neuen Innovation aussieht. Während des Innovations-Management-Prozesses wird entschieden, ob es sinnvoll ist, eine geplante Innovation umzusetzen. Hierfür wird der Innovations-Entscheidungs-Prozess herangezogen (Rogers, 2003).

Der Prozess wird nach Rogers (2003) in fünf Stufen zerlegt. Dabei werden Einflussfaktoren beleuchtet, welche im Rahmen der Entscheidungsfindung wichtig sind.

Folgende Phasen beschreibt Rogers in seinem Modell:

1) Knowledge – Kenntnisnahme
2) Persuasion - Meinungsfindung
3) Decision – Entscheidung
4) Implementation – Implementierung
5) Confirmation - Bewertung

In der ersten Phase erfährt der Mensch von der Existenz der Innovation. Anschließend wird in Phase zwei eine Einstellung zur dieser entwickelt. Danach wird die Entscheidung getroffen, ob der Nutzer von der Innovation Gebrauch macht, oder nicht. Die vierte Phase der Implementierung folgt nachdem der Nutzer sich für die Nutzung der Innovation entschieden hat, so kann er abschließend in Phase fünf eine Bewertung der Innovation vornehmen, sei es positiv oder negativ (Rogers, 2003).

Welche Merkmale in den Phasen wichtig sind, wird im folgenden Abschnitt näher betrachtet.

2.1 Merkmale einer Innovation

Dietrich und Molter (2013) nennen als wichtigste Eigenschaften einer Innovation die Folgenden: Wahrgenommene Eigenschaften einer Innovation, Charakteristika der Entscheidungseinheiten, sowie weitere situative Vorbedingungen.

Rogers (2003) differenziert fünf Faktoren, die für eine Akzeptanz-, oder Ablehnungsentscheidung relevant sind.

Da diese Faktoren die Meinungsbildung der Nutzer maßgeblich beeinflussen und prägen, sind sie in Phase zwei des Innovations-Entscheidungs-Prozesses anzusiedeln und üben dort den Einfluss auf den Nutzer aus.

Folgende Merkmale werden durch Rogers (2003) formuliert:

1) **Relativer Vorteil**: Spiegelt den wahrgenommenen Vorteil im Vergleich zu vorherigen Modellen wieder. Hierzu gehören laut Rogers auch Faktoren wie das empfundene Prestige oder das Preis-Leistungsverhältnis

2) **Kompatibilität**: Gibt an, inwieweit die Innovation mit den Bedürfnissen der Nutzer einhergeht. Hier werden auch bestehende Produkte/Leistungen mit der Innovation verglichen, sowie Nutzungsgewohnheiten betrachtet und in Bezug auf die Innovation untersucht.

3) **Komplexität**: Der Schwierigkeitsgrad ist für die Nutzung ebenfalls relevant. Je einfacher die Innovation ist, desto attraktiver ist sie für den Nutzer.

4) **Testbarkeit**: Wenn die Möglichkeit besteht, die Innovation selbst zu testen, hat dies einen positiven Einfluss auf die Bewertbarkeit dieser.

5) **Beobachtbarkeit**: Dies entspricht dem Grad der Sichtbarkeit in der Öffentlichkeit. Ist eine hohe Sichtbarkeit für den Nutzer gegeben, so fällt es leichter, die Vorteile wahrzunehmen.

Wie bereits erwähnt haben diese Faktoren in Phase zwei einen großen Einfluss auf die Bewertung der Innovation durch den Nutzer.

Die Akzeptanz einer Innovation hängt somit maßgeblich von den fünf beschriebenen Faktoren ab.

2.2 Schwierigkeiten bei der Akzeptanz innovativer Versorgungsformen

Das Modell von Rogers (2003) soll nun im Kontext innovativer Versorgungsformen angewandt werden und die Schwierigkeiten bei der Implementierung anhand der fünf Einflussfaktoren erläutert werden.

Die Akzeptanz, aber auch die Finanzierung, stellen laut Dietrich (2015) die größten Probleme bei der Einführung von Innovationen dar. Die Kundenakzeptanz beeinflusst im Gesundheitssektor den Erfolg der Innovation sehr stark, da diese auch die Finanzierung beeinflusst.

Ein großes Problem bei innovativen Versorgungsmodellen ist die Tatsache, dass der tatsächliche Mehrwert beim Nutzer nicht direkt sichtbar ist. Behandlungserfolge und Behandlungsprozesse können nur schwer vom Nutzer bewertet werden und sind vor allem bei chronischen Erkrankungen erst nach einer langen Zeitspanne zu sehen. Dietrich und Molter (2013) sprechen davon, dass der Nutzen der Innovation erst mit Verzögerung sichtbar wird.

Im Folgenden werden die bereits beschriebenen fünf Faktoren von Rogers (2003) im Einzelnen betrachtet und Praxisbeispiele hierfür gesucht.

Relativer Vorteil: Im Gesundheitssektor ist es für den Nutzer oftmals nicht möglich das gesamte Spektrum an Leistungen zu überblicken. Organisationsabläufe finden oft im Hintergrund statt, so werden die Behandlungskosten meist im Hintergrund mit den gesetzlichen Krankenkassen abgerechnet, so dass diese dem Nutzer verborgen bleiben. Viele Innovationen, wie zum Beispiel die medizinischen Versorgungszentren, zielen auf ein ökonomischeres Arbeiten ab, welche die Kosten für das Gesundheitssystem reduzieren sollen. Der Nutzer des Systems hat durch den fehlenden Gesamtüberblick allerdings oft keinen Einblick in die Vorteile, die die innovative Versorgungsmethode bietet.

Kompatibilität: Hier gleicht der Nutzer das Innovationserlebnis mit den eigenen Bedürfnissen ab. Durch die oftmals fehlende Transparenz ist es dem Nutzer auch hier teilweise nicht möglich, eine umfassende Meinung bilden zu können. Andere Behandlungsformen könnten effektiver sein, doch fehlt es den Nutzern an Information über diese. Die Bedürfnisse des Nutzers sind meist das Wiedererlangen und/oder der Erhalt der Gesundheit. Die Behandlung kann in vielen Fällen eine große Zeitspanne in Anspruch nehmen, so dass eine Bewertung erst zu einem späteren Zeitpunkt möglich ist.

Komplexität: Innovative Konstrukte, wie beispielsweise medizinischen Versorgungszentren, sind äußerst komplexe Systeme. Der Nutzer müsste umfassend über die Funktionsweise und die Abläufe informiert sein, um sich ein Bild über die Vorteile machen zu können. Dies ist in den meisten Fällen unmöglich, da der Nutzer kein Interesse daran hat, die organisatorische Seite der innovativen Versorgungsform nachzuvollziehen. Ihm geht es um eine effektive Behandlung – oftmals sollen innovative Formen aber den organisatorischen Aufwand minimieren und die Abläufe effizienter gestalten. Dies bekommt der Nutzer meist nicht mit.

Testbarkeit: Die Testbarkeit der Innovationen kann ebenfalls in Frage gestellt werden. Der Nutzer nimmt eine neue Versorgungsform – sei es ein Ärztezentrum oder eine andere Form – lediglich im Falle eines akuten Bedarfs wahr.

Viele Prozesse werden auch laufend angepasst und optimiert, so dass der Nutzer entweder mangels Alternativen keine Wahl hat, ob er diese Nutzen möchte, oder bei der „altbewährten" Form bleibt, da er bei akutem Bedarf keine unbekannten Wege ausprobieren wird.

Beobachtbarkeit: Die innovativen Versorgungsformen stellen keine greifbare Veränderung dar. Deshalb ist die Wahrnehmung von Vor- und Nachteilen für den Nutzer kaum möglich. Neue Systeme im Gesundheitssektor ziehen oft komplexe Veränderungen in den Richtlinien und Normen nach sich, die von der Öffentlichkeit kaum oder nicht wahrgenommen werden können.

Insgesamt lässt sich feststellen, dass die innovativen Versorgungsformen auf große Akzeptanzprobleme treffen können. Dies liegt vor allem daran, dass die Güter „immateriell" sind und für den Nutzer Vorteile schwer greifbar sind, oder erst nach einer langen Zeitspanne auftreten.

Dem kann lediglich entgegengewirkt werden, indem eine starke Nutzer-/Kundenorientierung stattfindet. Nutzer müssen möglichst umfassend über die Neuerungen und Vorteile der Innovation informiert werden. Ein besonderer Fokus kann darauf gelegt werden, dass Behandlungswege effizienter werden und vertikale Sektorengrenzen aufgehoben werden. Des Weiteren sollte der Komfort für den Patienten bei der Nutzung der neuen Form möglichst angenehm gestaltet werden, da dies der Eindruck ist, der bei der Entscheidungsfindung im Gedächtnis bleibt.

3 Kreativitätstechniken

Hauschildt & Salomo (2007) beschreiben die Kreativitätstechniken als Ansätze, die die Kreativität von Gruppen oder Einzelpersonen anregen, um neue Lösungsmöglichkeiten zu finden.

Als Techniken dienen beispielsweise das „Brainstorming" (Osborne, 1953), das „Brainwriting" (Rohrbach, 1969), die „Reizwortanalyse", die „Synektik", die „Bionik" oder der „Morphologische Kasten".

Kreativitätstechniken können im Gesundheitssektor zum Beispiel angewandt werden, um neue Versorgungsmodelle zu kreieren und entwickeln.

Im Folgenden wird bewertet, ob der morphologische Kasten zu diesem Zweck genutzt werden kann.

3.1 Morphologischer Kasten

Unter dem morphologischen Kasten wird eine Kreativitätstechnik verstanden, welche systematisch abläuft. Sie dient dazu, das Vorstellungsvermögen anzuregen und zu aktivieren und soll durch vertikales Denken das vollständige Erfassen eines komplexen Themenbereichs ermöglichen. Dieser soll dann überschneidungsfrei nach vorgegebenen Kriterien geordnet werden können (Hauschild & Salomo, 2007).

Der strukturierte Ablauf gestaltet sich wie im Folgenden erläutert.

Zu Beginn dieser Technik wird ein zu bearbeitendes Problem definiert und dieses analysiert. Es werden Parameter bestimmt, sowie ihre jeweiligen Ausprägungen festgelegt. Daraus ergibt sich der morphologische Kasten in Form einer Matrix.

Parameter	Ausprägungen			
Material				
Form				
Benutzung				
Lagerung/Aufbau				
Sonderausstattung				

Abb.1 Beispiel eines morphologischen Kasten (Projektmagazin, 2020)

Aus der entstandenen Matrix können verschiedene Lösungsalternativen ausgewählt und abgeleitet werden.

Wichtig ist es, dass bei der Anwendung versucht werden sollte, alle Lösungsmöglichkeiten zu generieren, ohne dabei Voreingenommen zu sein. Dies kann die Entfaltung des Potenzials verhindern.

Die Methode bietet einige Vor- und Nachteile, aus denen sich ergibt, wie sinnvoll die Methode zur Generierung neuer Versorgungsformen im Gesundheitswesen ist.

Vorteile:

- Systematisches Verfahren ist sichergestellt
- Viele potenzielle Lösungen sind möglich
- Übersichtliche Darstellung bei wenig komplexen Problemen
- Interaktionseffekte
- Individuell oder in Gruppe einsetzbar

Nachteile:

- Strukturiertes Vorgehen kann Intuition hemmen
- Bei komplexen Problemen unübersichtlich
- Ergebnisse meist keine völlig neuen Lösungen
- Relativ zeitaufwendig

Die Gegenüberstellung der Vor- und Nachteile zeigt klar, dass dies keine geeignete Methode zur Generierung neuer, innovativer Versorgungsformen darstellt.

Das Gesundheitssystem ist hochkomplex, es gibt viele beteiligte Akteure und eine hohe Anzahl politischer Vorgaben und Vorschriften. Die Komplexität würde die Möglichkeiten des Verfahrens überschreiten und das Ergebnis unübersichtlich machen.

Zwar kann das Modell eine Vielzahl von Lösungsmöglichkeiten generieren, doch sind diese meist ein Produkt aus bereits bestehenden Ideen und Modellen, da das strukturierte Vorgehen die Intuition hemmen kann und meist keine völlig neuen Lösungen entstehen.

Vor allem im Gesundheitsbereich ist es aber teilweise notwendig, die bestehenden Strukturen aufzubrechen und neuartige Versorgungsformen zu entwickeln, welche nicht nach den altbekannten Mustern ablaufen.

Dies bedeutet, dass eine andere Kreativitätstechnik herangezogen werden sollte, um neue, innovative Versorgungsformen zu entwickeln. Eine potenzielle Technik wird im folgenden Abschnitt näher betrachtet.

3.2 Synektik

Um sich von alten Strukturen zu lösen und neue, innovative Versorgungsformen zu generieren, bietet sich die Kreativitätstechnik der „Synektik" an.
Higgins & Wiese (1996) geben an, dass diese Technik auf der Entwicklung von Analogien und der Assoziation beruht.
Die Kreativität, sowie das Denkvermögen sollen angeregt werden und durch das Verfahren der Verfremdung sollen aus anderen Sachverhalten Lösungen für das diskutierte Problem entstehen. Hierdurch sollen neue Ideen entwickelt werden, welche abgekoppelt von Vorgängerideen- und Modellen sind. Die Umsetzung findet zu mehreren Personen statt und sollte von einer Person moderiert und angeleitet werden. Die Ergebnisse werden dokumentiert.

Im ersten Schritt findet eine Problementfremdung statt. Analogien aus der Natur, dem persönlichen Umfeld oder anderen Themenfeldern werden gesucht und gebildet.
Anschließend findet eine Diskussion statt und die Analogien werden weiterentwickelt. Dies soll zu horizontalen Denkmustern führen und das Erarbeiten von neuen Lösungsansätzen anregen.

Durch die Rückübertragung der Analogien auf das ursprüngliche Problem sollen die neuen Lösungsmöglichkeiten entstehen und auf Realisierbarkeit geprüft werden.

Die positiv bewerteten Ansätze und Möglichkeiten sollen im letzten Schritt weiter verfolgt und ausgearbeitet werden.

Auch bei dieser Kreativitätsform gibt es Vor- sowie Nachteile – diese ergeben allerdings einen klaren Vorteil für das Erarbeiten neuer Versorgungsformen im Gesundheitswesen.

Vorteile:

- Qualitativ hochwertige Lösungen
- Laterale und horizontale Denkstrukturen werden gefördert und angeregt

Nachteile:

- Weniger Lösungsideen
- Zeitaufwendig
- Verfremdungs-Prinzip nicht leicht umzusetzen
- Schwierig, Konditionierungen bezüglich der Sachverhalte abzulegen

Auch wenn die Technik sehr zeitintensiv und komplex ist, so ergeben sich hier große Chancen, umfangreiche und qualitativ hochwertige Lösungen zu erarbeiten.

Es kann kompliziert sein, Analogien aus anderen Themenbereichen zu finden und das abstrakte Betrachten des Problems, allerdings führt dies dazu, dass neue Lösungsmöglichkeiten entwickelt werden können.

Dieser Aspekt spiegelt auch den Vorteil gegenüber dem morphologischen Kasten wieder.

Der komplexe Gesundheitsbereich erfordert ein „Out of the box"-Denken, welches durch die Methode der Synektik ermöglicht wird. Die Nachteile der Methode beziehen sich alle auf die schwierige Umsetzung der Technik, die Vorteile sind aber entscheidend für das Anwenden der Methode.

Eine neu entwickelte Versorgungsform, welche in der jüngeren Vergangenheit entwickelt wurde und auf den Markt gekommen ist, ist „E-Health". Dies wird im folgenden Abschnitt näher betrachtet.

4   E-Health

E-Health hat sich im Laufe der „digitalen Revolution" zu einem Feld entwickelt, welches im Gesundheitsmarkt zunehmend an Bedeutung gewinnt. Es umfasst alle Maßnahmen und Möglichkeiten, die durch die digitale Welt entstanden sind und den Bereich des Gesundheitssektors betreffen. Hierzu gehören beispielsweise die Telemedizin, bei denen Ärzte über Online-Kommunikationskanäle unterstützend zur Verfügung stehen, das Wissensmanagement, dieses umfasst Datenbanken im Internet, sowie Bewertungsportale zu medizinischen Leistungen, aber auch Online-Apotheken, Forschungsnetzwerke/Datenbanken oder Bereiche der medizinischen Informatik.

Gesundheits-Apps und Fitness-Tracker fallen ebenfalls unter diese Rubrik, gehören aber auch zum bisher nicht klar definierten E-Fitness Bereich.

Grob können die Bereiche „professionelle Ebene" (z.B. Telemedizin), „Konsumentenebene" (z.B. Informationsportale), sowie „eFitness" unterschieden werden. Auf der „Makroebene" werden die Voraussetzungen und Rahmenbedingungen festgelegt (z.B. E-Health Gesetz).

Im Folgenden wird auf die Bedeutung der Telemedizin als ein Teil von E-Health auf der professionellen Ebene eingegangen. Diese hat in der vergangenen Zeit zunehmend an Bedeutung gewonnen.

4.1 Ziele der Telemedizin

Albrecht & von Jan (2016) fassen unter Telemedizin alle Anwendungen zusammen, die die Kommunikation zwischen Ärzten und Patienten unter Überbrückung einer räumlichen oder zeitlichen Distanz ermöglichen.

Mittels Videokonferenzen oder ähnlichen Tools können Diagnose und Therapie ortsunabhängig erfolgen. Im Jahr 2018 hat der Deutsche Ärztetag das grundsätzliche Verbot der Fernbehandlung aufgehoben und auch die politischen Entscheidungsträger sprechen sich für den Ausbau des Bereichs E-Health und insbesondere auch der Telemedizin aus. Die Ziele, die hierdurch erreicht werden sollen, sind ausschlaggebend für die Entscheidung, den Sektor weiter auszubauen.

Ein großer Vorteil der Telemedizin stellt die Ortsunabhängigkeit dar. Vor allem ländliche Regionen mit einer dünnen Versorgungsdichte können von der Möglichkeit der Telemedizin profitieren. Somit liegt das **Kernziel** darin, die Versorgungqualität zu verbessern und einen flexibleren Zugang zur medizinischen Betreuung und Versorgung zu ermöglichen. Der Fachkräftemangel im medizinischen Bereich führt ebenfalls dazu, dass ein solches Modell hier entgegenwirkt und überfüllte Wartezimmer in Arztpraxen vermieden werden.

Folglich können die Kosten für die Patiententermine und somit für die Leistungsfinanzierer auch reduziert werden.

Die in den vergangenen Jahren eingeführte elektronische Gesundheitskarte (eGK) führt dazu, dass Gesundheitsdaten der Patienten gesammelt gespeichert sind und über diese die Daten einsehbar sind. Dies verbessert den Informationsfluss der patientenbezogenen Daten und erleichtert E-Health Angebote, wie das der Telemedizin.

Der Weg dorthin, sowie die Ziele, führen auch zu Mehrwerten für die beteiligten Akteure, welche im kommenden Abschnitt betrachtet werden.

4.2 Mehrwert für Hauptakteure

Die drei Hauptakteure im Gesundheitswesen sind die Nutzer des Systems (z.B. Patienten), die Leistungserbringen (z.B. Ärzte), sowie die Leistungsfinanzierer (z.B. Krankenkassen).

Für die Nutzer ergibt sich der Vorteil, dass medizinische Betreuung, Diagnose und Behandlung deutlich leichter in Anspruch genommen werden kann. Anfahrtswege und Wartezeiten entfallen – vor allem im Krankheitsfall ist dies ein deutlicher Vorteil. Die Inanspruchnahme ist deutlich flexibler und in Regionen mit geringer Versorgungsdichte kann eine bessere und schnellere Versorgung gewährleistet werden.

Ein weiterer Mehrwert für den Nutzer ergibt sich daraus, dass die Sektorengrenzen durch die Digitalisierung zunehmend wegfallen. Die elektronische Gesundheitskarte beinhaltet alle personenbezogenen Gesundheitsdaten der Patienten. Dies kann dazu führen, dass Doppelbehandlungen vermieden werden, da Fachärzte die Diagnosen und vorherigen Erkrankungen des Patienten bereits einsehen können.

Hemmnisse zum Arzt zu gehen, sei es mentaler Natur, oder bedingt durch körperliche Einschränkungen, fallen für die Patienten ebenfalls weg.

Für die Leistungserbringer ergeben sich durch die Telemedizin ebenfalls klare Vorteile. Viele Arztpraxen klagen über volle Wartezimmer und einen großen Zulauf an Patienten. Durch die Möglichkeiten der Telemedizin kann das Patientenaufkommen entzerrt werden und die Arztpraxen in dieser Hinsicht entlastet werden, da die Patienten nicht vor Ort sein müssen. Diese Tatsache kann ebenfalls zur Zeitersparnis führen, so dass insgesamt effektiver gearbeitet werden kann.

Ein weiterer positiver Effekt für die Leistungserbringer sind die dazugewonnenen digitalen Möglichkeiten. Hierzu gehört beispielsweise das Telemonitoring. Bei diesem können die Vitaldaten des Patienten an den betreuenden Arzt oder das betreuende Krankenhaus übermittelt – täglich oder in Echtzeit. Dies kann beispielsweise die Betreuung von Patienten mit Herzerkrankungen erleichtern und hat sich in diesem Kontext bereits bewährt.

Die Leistungsfinanzierer erhalten durch das System ebenfalls Vorteile. Die Möglichkeiten des bereits angesprochenen Telemonitorings können auf Seite des Finanzierers die Kosten für einen Patienten deutlich reduzieren und ein wirtschaftlicheres Behandeln ermöglichen. Die übertragenen Daten des Patienten können von einem System ausgewertet werden, so können gesundheitliche Probleme bereits im Anfangsstadium erkannt und schnell und effektiv behandelt werden können, bevor große gesundheitliche Probleme entstehen und die Behandlungen deutlich kostenintensiver werden.

Auch Möglichkeiten des digitalen Arztbriefes, bei welchem die Befunde und Behandlungen zwischen den Ärzten übermittelt werden können, oder anderen digitalen Möglichkeiten, tragen zu mehr Wirtschaftlichkeit und Kosteneinsparungen bei.

Ein zweiter Vorteil für die Leistungsfinanzierer ergibt aus der elektronischen Gesundheitskarte. Es entfällt ein großer Zeitaufwand seitens des Finanzierers, da die Leistungen digital abgerechnet werden können. Es kann Personal eingespart werden, da viele Daten digital, statt postalisch, übermittelt werden. Dies führt wiederum zu einem ökonomischeren Arbeiten.

Insgesamt sehen wir, dass der Einsatz von Telemedizin im Rahmen von E-Health für alle beteiligten Akteure Vorteile mit sich bringt.

Die Umsetzung einer flächendeckenden telemedizinischen Versorgung bringt aber auch einige Herausforderungen mit sich.

4.3 Herausforderungen bei der Umsetzung

In diesem Abschnitt konzentrieren wir uns auf die Herausforderungen, welche bei der Umsetzung entstehen.

Zuerst ist es relevant, dass ein funktionierendes System flächendeckend aufgebaut wird. Dies beinhaltet den Aufbau einer digitalen Infrastruktur – zum Beispiel von Software, welche alle Akteure im Gesundheitswesen nutzen können, bzw. müssen. Alle digitalen Möglichkeiten müssen aufeinander abgestimmt sein und untereinander vernetzt werden, damit das System reibungslos funktioniert. Dies ist äußerst zeit- und kostenintensiv und die Umsetzung erfordert eine große Menge an Know-how – sowohl von den technischen Voraussetzungen, als auch von den Abläufen im Gesundheitssystem. Es muss die Frage geklärt werden, wer den Ausbau des digitalen Gesundheitsnetzes organisiert und finanziert.

Eine zweite Herausforderung sind die Voraussetzungen im Bereich des Datenschutzes. Die Übermittelung und Speicherung der patientenbezogenen Daten – sei es auf der elektronischen Gesundheitskarte oder beim Übertragen der Vitaldaten eines Patienten an die Leistungserbringer – erfordern ein hohes Maß an Datensicherheit. In der Vergangenheit wurde im Rahmen der elektronischen Gesundheitskarte über dieses Thema bereits ausführlich diskutiert, da jeder Leistungserbringen alle patientenbezogenen Daten einsehen konnte und kann. Hier entstand eine Diskussion darüber, wie die Daten geschützt werden können und welche Daten für die Leistungserbringer standartmäßig einsehbar sein sollen. Auch hier entstehen Herausforderungen, welche unter anderem von politischer Seite genau geklärt werden müssen. Es sollte ebenfalls sichergestellt sein, dass digital übertragene und hochsensible Patientendaten ausreichend geschützt sind und nicht abgefangen werden können. Die Daten könnten für missbräuchliche Nutzung verwendet werden und somit spielen Datenschutz und Sicherheit eine große Rolle bei der Umsetzung.

Neben der organisatorischen Seite ist eine dritte Herausforderung die genaue Diagnoseerstellung und das Vermeiden von Fehldiagnosen. Der direkte, persönliche Kontakt zwischen Arzt und Patient hat einige Vorteile gegenüber einer Videoschaltung zwischen den Beteiligten. In der Praxis können Diagnosen durch Abtasten der Patienten oder weitergehende Untersuchungen (z.B. EKG) gefestigt werden. Diese Möglichkeit entfällt im Rahmen der Diagnoseerstellung über den digitalen Weg. Hier müssen klare Richtlinien, sowie Qualitätsstandarts gesetzt werden, um Fehldiagnosen über die räumliche Distanz zu vermeiden. Auch besteht zwischen Arzt, insbesondere dem Hausarzt und Patient meist ein enges Vertrauensverhältnis. Es besteht die Gefahr, dass diese enge Bindung durch den Einsatz von Telemedizin nicht mehr gegeben ist und das Vertrauensverhältnis darunter leidet.

Eine vierte Herausforderung ist das Abrechnungsmodell. Die Regelversorgung in Deutschland und die Abrechnungen der Leistungserbringer mit den Leistungsfinanzierern unterliegen klaren Vorgaben und Regelungen. Der Einsatz der Telemedizin ermöglicht eine große Reihe neuer Behandlungen, sowie neuer Produktmöglichkeiten. Für diese muss ebenfalls ein klares Modell entworfen werden, welche Leistungen existieren und wie diese mit den Krankenkassen abgerechnet werden können.

Es gibt in jedem Fall eine große Spanne an Herausforderungen, sowohl im organisatorischen Bereich, als auch im Bereich der Qualitätsstandarts. Der E-Health Bereich und die Telemedizin sind ein sich aktuell in der Entwicklung befindlicher Sektor in dem es noch einige Fragen und Probleme zu klären gilt.

Können diese Herausforderungen aber behoben werden, bringt der Einsatz eine Reihe von Vorteilen mit sich, die das Gesundheitssystem ergänzen und verbessern können.

5 Literaturverzeichnis

Albrecht, U.V. & von Jan, U. (2016). *Chancen und Risiken von Gesundheits-Apps (CHARISMA)*. Hannover: Medizinische Hochschule. Zugriff am 04.10.2020 unter: http://www.charismha.de/

Amelung V.E., Eble S, Hildebrandt H (2011): *Innovatives Versorgungsmanagement. Neue Versorgungsformen auf dem Prüfstand.* Berlin: Bundesverband Managed Care

Ärztezentrum Büsum (2020). *Ärztezentrum Büsum.* Zugriff am 10.10.2020 unter https://aerztezentrum-buesum.de/

Becker, U. & Kingreen, T. (2020). *SGB V – Gesetzliche Krankenkasse - Kommentar* (7. Auflage). München: C.H. Beck.

Braun, G.E. et al. (2009). *Innovative Versorgungsformen im Gesundheitswesen.* Köln: Deutscher Ärzteverlag.

Dietrich, M. (2020). *Studienbrief – Gesundheitsmanagement III – Management von Versorgungsstrukturen.* Saarbrücken: Deutsche Hochschule für Prävention und Gesundheitsmanagement.

Dietrich, M. & Molter, N. (2013). *Kundenmanagement in der integrierten Versorgung* . Stuttgart: Springer.

Ehlers, A.P.F. & Rybak, C. (2011). Gesundheitsmarkt im Umbruch - Wettbewerb und innovative Versorgungsformen. In V. E. Amelung, S. Eble & H. Hildebrandt (Hrsg.). *Innovatives Versorgungsmanagement. Neue Versorgungsformen auf dem Prüfstand.* Berlin: Medizinisch Wissenschaftliche Verlagsgesellschaft.

Hauschild, J. & Salomo, S. (2007). *Innovationsmanagement* (4.Auflage). München: Verlag Franz Vahlen GmbH.

Higgins, J.M. & Wiese, G.G. (1996). *Innovationsmanagement. Kreativitätstechniken für den unternehmerischen Erfolg.* Berlin: Springer

Innovative Gesundheitsmodelle (2019). *Ärztezentrum Büsum gGmbH.* Zugfiff am 11.10.2020 unter: http://www.innovative-gesundheitsmodel le.de/modelle/-/asset_publisher/ubf7syrf6E2N/content/arztezentrum-busum-ggmbh/maximized?redirect=http%3A%2F%2Fwww.innovative- gesundheitsm odel le.de%2Fmodelle%3Fp_p_id%3D101_INSTANCE_ubf7syrf6E2N%26p_p_life cyc le%3D0%26p_p_state%3Dnormal%26p_p_mode%3Dview%26p_p_col_id%3D column-3%26p_p_col_count%3D1

Osborne, A.F. (1953). *Applied Immagination.* New York: Scribner

Projektmagazin (2020). Morphologischer Kasten. Zugriff am 12.10.2020 unter: https://www.projektmagazin.de/methoden/morphologischer-kasten

Rogers, E.M. (2003). *Diffusion of innovations* (5.Auflage). New York: Simon & Schuster

Rohrbach, B. (1969): *Kreativ nach Regeln – Methode 635, eine neue Technik zum Lösen von Problemen.* In: *Absatzwirtschaft.* 12, Heft 19, 1. Oktober 1969, S. 73–76. (Erstveröffentlichung des Erfinders)

VDEK – Die Ersatzkassen (2020). *GKV - Leistungsausgaben insgesamt.* Zugriff am 06.10.2020 unter https://www.vdek.com/content/dam/vdeksite/vdek/daten/d_versorgung_leistungs ausgaben/gkv_leistungsausgaben_insgesamt_mrd_eur_saeule.jpg

6 Abbildungs- und Tabellenverzeichnis

6.1 Abbildungsverzeichnis

BEI GRIN MACHT SICH IHR WISSEN BEZAHLT

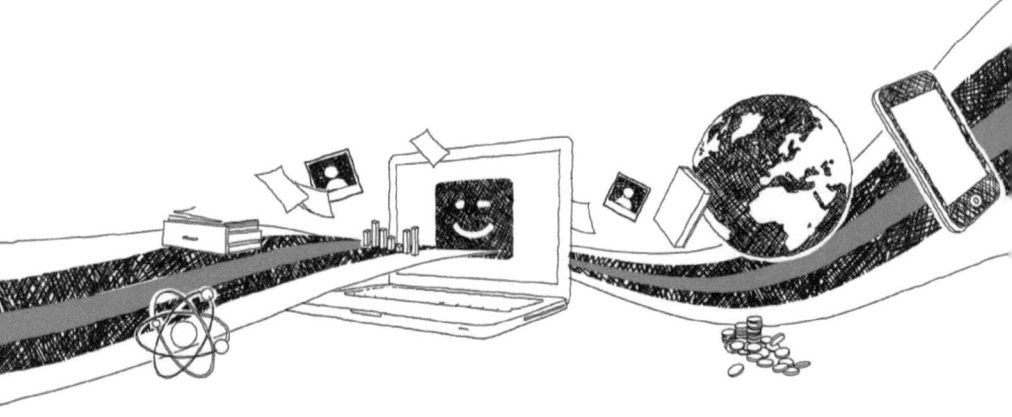

- Wir veröffentlichen Ihre Hausarbeit,
  Bachelor- und Masterarbeit

- Ihr eigenes eBook und Buch -
  weltweit in allen wichtigen Shops

- Verdienen Sie an jedem Verkauf

Jetzt bei www.GRIN.com hochladen
und kostenlos publizieren

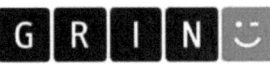